Rana Abd al-hadi
Hedef Dhafir El-Yassin

Hormona Prolactina, TNF-alfa e Autoanticorpos na Hepatite C Crónica

Rana Abd al-hadi
Hedef Dhafir El-Yassin

Hormona Prolactina, TNF-alfa e Autoanticorpos na Hepatite C Crónica

ScienciaScripts

Imprint

Cover image: www.ingimage.com

This book is a translation from the original published under ISBN 978-3-659-90030-3.

Publisher:
Sciencia Scripts
is a trademark of
Dodo Books Indian Ocean Ltd. and OmniScriptum S.R.L publishing group

120 High Road, East Finchley, London, N2 9ED, United Kingdom
Str. Armeneasca 28/1, office 1, Chisinau MD-2012, Republic of Moldova, Europe
Managing Directors: Ieva Konstantinova, Victoria Ursu
info@omniscriptum.com

Printed at: see last page
ISBN: 978-620-8-59427-5

Agradecimentos

Em nome de Alá, o mais clemente, o mais misericordioso, agradeço e louvo, em primeiro lugar, a Alá, o Todo-Poderoso, por me ter inspirado a força e a energia necessárias para concluir este trabalho.

Gostaria de expressar os meus sinceros agradecimentos e gratidão ao meu supervisor, Prof. Hedef Dhafir El- Yassin (Departamento de Química, Faculdade de Medicina, Universidade de Bagdade), pela supervisão do meu estudo e pela sua cooperação. Estou muito grato pelas suas sugestões, comentários valiosos e ajuda.

Gostaria de agradecer a todo o pessoal do Departamento de Química da Faculdade de Medicina da Universidade de Bagdade pela sua ajuda e apoio durante todo o projeto. Gostaria de agradecer ao pessoal dos laboratórios de ensino dos hospitais Medical City e GIT pela sua generosa ajuda nesta investigação.

Gostaria de pedir desculpa, com gratidão, a todas as pessoas que me ajudaram a concluir o meu trabalho sem as poder mencionar pelo nome.

Conteudo:

Capítulo 1 8
Capítulo 2 18
Capítulo 3 24
Capítulo 4 32
Capítulo 5 37
Capítulo 6 40

Lista de abreviaturas

HCV	Hepatitis C virus
ALT	alanine aminotransferase
ANA	antinuclear antibody
ASMA	antismooth muscle antibody
TNF	tumor necrosis factor
RNA	ribonucleic acid
INF	interferon
SVR	sustained virological response
HCC	hepatocellular carcinoma
HBV	hepatitis B virus
HIV	human immunodeficiency virus
EIA	enzyme immunoassay
RADT	rapid diagnostic test
POCT	point of care test
AIH	autoimmune hepatitis
LFT	liver function test
HBVX	hepatitis B virus x protein
IL1	interleukin 1
IL6	interleukin 6

Objetivo do estudo :

1. Estabelecer uma ligação entre a infeção crónica pelo vírus da hepatite C e a hepatite autoimune, através da medição de ANA e ASMA.

2. Para encontrar uma correlação entre o sistema imunoendócrino na hepatite C crónica, medindo a prolactina e o fator de necrose tumoral alfa.

Resumo

Resumo

Contexto :

O vírus da hepatite C (VHC) é uma doença infecciosa grave que pode levar a uma infeção para toda a vida.

A infeção pelo vírus da hepatite C crónica (VHC) pode conduzir a uma hepatite autoimune numa minoria de doentes. A infeção viral induz, tanto in vivo como in vitro, a produção do fator de necrose tumoral alfa (TNF-alfa) nos hepatócitos, e estes resultados sugerem que o TNF-alfa pode desempenhar um papel importante na doença hepática humana induzida por vírus, tal como a hormona prolactina, que é uma hormona endócrina que actua como uma citocina envolvida na resposta imunitária.

Objectivos:

1. Estabelecer uma ligação entre a infeção crónica pelo vírus da hepatite C e a hepatite autoimune, através da medição dos anticorpos antinucleares (ANA) e dos anticorpos anti-músculo liso (ASMA).

2. Avaliar o papel do sistema imunoendócrino na patogénese da doença, através da medição da prolactina sérica e do fator de necrose tumoral alfa.

Objetivo e métodos :

Sessenta e um pacientes com hepatite C crónica foram selecionados na cidade médica do hospital gastrointestinal entre julho e setembro de 2014. A idade média era de 34,8 anos, 29 eram homens e 32 eram mulheres.

Todos os doentes foram diagnosticados por ELISA, e todos foram positivos para o ARN do VHC por reação em cadeia da polimerase.

Além disso, o estudo incluiu vinte adultos aparentemente saudáveis, com a mesma idade e o mesmo sexo, considerados como controlos, que foram submetidos a um rastreio negativo para o vírus da hepatite C.

Foi colhida uma amostra de 2 ml de sangue periférico com seringas de utilização única. As amostras foram colhidas entre as 9 e as 12 horas. O sangue foi deixado a coagular num tubo normal durante 30 a 45 minutos à temperatura ambiente a . Os soros foram obtidos por centrifugação do sangue colhido e armazenados em tubos normais a -20°C.

Todos os soros recolhidos para os grupos de estudo foram analisados em relação a dois auto-anticorpos: anticorpo antinuclear e anticorpo anti-músculo liso.

O método ELISA foi utilizado para medir o ANA, o TNF e a prolactina, enquanto os testes de imunofluorescência indireta foram utilizados para o ASMA.

Resultados :

Os resultados deste estudo mostraram que a infeção crónica pelo vírus da hepatite C está associada a um aumento estatisticamente significativo dos anticorpos anti-músculo liso, ao passo que não foi encontrado neste estudo um aumento estatisticamente significativo dos anticorpos anti-nucleares.

O estudo revelou um aumento estatisticamente não significativo do valor médio da hormona prolactina nos doentes com hepatite C crónica, mas um aumento significativo do fator de necrose tumoral alfa.

Conclusões:

Hepatite C crónica associada a uma anomalia imunológica representada principalmente pelo anticorpo anti-músculo liso. Aumento do fator de necrose tumoral alfa na infeção crónica pelo vírus da hepatite C, sem correlação significativa com a hormona prolactina.

Capítulo 1

Introdução

Introdução

1.1 Hepatite viral

A hepatite viral é uma inflamação do fígado causada por vários tipos de vírus, que podem ser classificados em duas grandes categorias: agentes patogénicos entéricos (hepatite A e E) e agentes patogénicos parenterais (hepatite B, C e D). Os vírus entéricos causam infecções agudas autolimitadas, enquanto os vírus parenterais podem causar infecções autolimitadas ou progredir para uma doença hepática crónica.

O vírus da hepatite C é uma doença infecciosa grave que pode levar a uma infeção para toda a vida; o esforço excessivo pode causar fibrose, cirrose, cancro do fígado, insuficiência hepática e morte [((1)).]

1.1. a Estrutura do vírus e modo de transmissão

Os principais genótipos do vírus da hepatite C, identificados como genótipos 1 a 6, apresentam uma divergência de sequência superior a 30%. Cada genótipo é então dividido em subtipos designados por letras minúsculas, diferindo cada subtipo em 10 a 30% de divergência de sequência·

Vírus da hepatite C, um vírus de ARN de cadeia simples e sentido positivo da família Flaviviridae [(2)]

O sangue ou outros fluidos corporais são uma fonte potencial de infeção, permitindo a transmissão do vírus de um indivíduo para outro, quer através da utilização de drogas intravenosas, quer através de equipamento médico mal esterilizado ou de transfusões. [(1)]

1.1. b Genótipos do VHC

A distribuição dos genótipos do VHC varia em todo o mundo. Na América do Norte, predomina o genótipo 1a, seguido dos genótipos 1b, 2a, 2b e 3a. Os genótipos são clinicamente importantes, uma vez que se encontram entre os principais determinantes da potencial resposta à terapêutica do VHC à base de interferão (IFN) e também determinam a duração necessária desta terapêutica. Por exemplo, os doentes infectados com os genótipos 1 e 4 respondem menos bem à terapêutica padrão à base de IFN do que os infectados com outros genótipos do VHC. A duração do tratamento do VHC à base de IFN para as infecções dos genótipos 1 e 4 é de 48 semanas, ao passo que pode ser reduzida para 24 semanas para os doentes infectados com os genótipos 2 ou 3.[(3)]

1.1. c Tipos de infeção pelo vírus da hepatite C :

1. Hepatite aguda :

A infeção aguda por hepatite C refere-se à presença de sinais ou sintomas clínicos de hepatite nos seis meses seguintes à presumível exposição ao VHC. A infeção aguda dá origem a uma vasta gama de apresentações clínicas, desde a doença assintomática à doença itérica. Raramente se observa uma insuficiência hepática fulminante devido a uma infeção aguda pelo VHC. Os seguintes critérios são utilizados para diagnosticar a infeção aguda pelo VHC:

1. Aumento da alanina aminotransferase (ALT) para menos de 10 vezes o limite superior do normal, com ou sem aumento da bilirrubina total.

2. Positivo para o ARN do VHC.

3. Exposição ao VHC nas 2 a 12 semanas anteriores.

Os doentes com infeção aguda pelo VHC parecem ter uma excelente probabilidade de responder a um tratamento padrão de 6 meses de IFN. Uma vez que a resolução espontânea é frequente, não é possível recomendar um momento definitivo para iniciar o tratamento; no entanto, parece razoável esperar 2 a 4 meses após o início da doença"[((3))].

2. Hepatite crónica :

A hepatite C crónica é uma doença de longa duração que ocorre quando o vírus da hepatite C permanece no organismo de uma pessoa. O tratamento da infeção crónica pelo VHC tem dois objectivos. O primeiro é conseguir a erradicação sustentada do VHC (resposta virológica sustentada [RVS]), definida como a ausência persistente de RNA do VHC no soro seis meses ou mais após o fim do tratamento antiviral. O segundo objetivo é evitar a progressão para cirrose, carcinoma hepatocelular (CHC) e doença hepática descompensada que exija um transplante de fígado. O tratamento da hepatite C baseia-se principalmente numa combinação de interferão peguilado (de ação prolongada) e ribavirina · (3)

1.1. d Diagnóstico

Os estudos gerais de base em doentes com suspeita de hepatite C incluem os seguintes:

1. Hemograma completo com diferencial.
2. Testes de função hepática, incluindo níveis de alanina aminotransferase.
3. Testes de despistagem da co-infeção com o VIH e o VHB.
4. Rastreio de alcoolismo, toxicodependência ou depressão.

Os testes utilizados para detetar a infeção pelo vírus da hepatite C (VHC) são os seguintes

- Rastreio dos anticorpos da hepatite C: imunoensaios enzimáticos (EIA), testes de diagnóstico rápido (RDT) e testes no local de prestação de cuidados (POCT).
- Teste de immunoblot para recombinantes.
- Testes qualitativos e quantitativos do ARN do VHC (baseados na reação em cadeia da polimerase [PCR] ou na amplificação da transmissão [TMA]).
- Genotipagem do VHC.
- Testes serológicos (é frequente a crioglobulinemia mista essencial)."[4]

1.1.e Biópsia hepática

Não é obrigatório antes do tratamento, mas pode ser útil. Alguns limitam-na às seguintes situações:

- O diagnóstico é incerto.
- Podem estar presentes outras co-infecções ou doenças
- O doente tem níveis normais de enzimas hepáticas [4]

Apesar dos progressos impressionantes alcançados no tratamento da hepatite C crónica nos últimos dez anos, o insucesso do tratamento ainda ocorre em cerca de metade dos doentes que utilizam as terapias actuais.

Sabe-se que praticamente todas as doenças crónicas do fígado podem levar à cirrose, mas a maioria dos casos de cirrose ocorre em consequência de hepatite crónica [((4))].

1.1. f Cirrose

A cirrose, definida anatomicamente como fibrose difusa com regeneração nodular, representa a fase final da formação e regeneração de cicatrizes na lesão hepática crónica. Classicamente, a cirrose tem sido considerada um problema de saúde pública.

Classificado como :

1. Micro nodular.
2. Macro nodular.
3. Misto, com base na histologia e no aspeto macroscópico do fígado.

Nas fases iniciais da transição da hepatite crónica para a cirrose, conhecida como cirrose compensada, não se observam sinais ou sintomas de lesão hepática. As anomalias laboratoriais surgem geralmente antes do aparecimento de sinais clínicos como ascite, ginecomastia, eritema palmar (vermelhidão da palma da mão) e hipertensão portal (5).

As anomalias laboratoriais mais precoces na cirrose são as seguintes:

4. Diminuição do número de plaquetas.
5. Aumento do tempo de protrombina.
6. Diminuição da relação albumina/globulina para menos de 1.
7. O rácio de atividade AST/ALT aumentou para mais de 1 (6)

A cirrose hepática está associada a perturbações endocrinológicas profundas. Até há pouco tempo, pensava-se que estas perturbações se deviam principalmente a uma eliminação ineficaz das hormonas pelo fígado doente. Atualmente, sabemos que a patogénese das perturbações da função hormonal na cirrose hepática é mais complexa, uma vez que, em muitos casos, envolve também uma perturbação da secreção e do mecanismo de feedback. (7)

1.2 Prolactina

A prolactina (PRL), também conhecida como hormona luteotrópica ou luteotropina, é uma proteína segregada pela glândula pituitária. Não só é importante para a reprodução, como também actua como uma citocina envolvida na resposta imunitária. (A estrutura da prolactina é semelhante à da hormona do crescimento e do lactogénio placentário. A molécula é dobrada pela atividade de três ligações dissulfureto. (([8]))

Foi descrita uma heterogeneidade significativa da molécula, pelo que os ensaios biológicos e imunológicos podem dar resultados diferentes devido a diferenças na glicosilação, fosforilação ( ), sulfatação e degradação. A forma não glicosilada da prolactina é a forma dominante de prolactina segregada pela glândula pituitária [((8))].

Existem três formas principais de prolactina em termos de tamanho:

- **A prolactina pequena** é a forma predominante. O seu peso molecular é de cerca de 22 kDA.

Trata-se de um polipéptido de cadeia simples com 198 aminoácidos, aparentemente resultante da eliminação de certos aminoácidos.

- **Prolactina de grandes dimensões**, com cerca de 48 kDa. Pode ser o produto da interação de várias moléculas de prolactina. Parece ter pouca ou nenhuma atividade biológica.
- Trata-se de **uma prolactina** de **grandes dimensões**, com cerca de 150 kDa. Parece ter pouca atividade biológica. Os níveis das maiores prolactinas são ligeiramente mais elevados no início do período pós-parto [((9))].
- A prolactina tem também uma função importante no fígado. É neste órgão que se encontra o maior número de receptores de prolactina do corpo, orifícios que permitem a entrada desta hormona nas células hepáticas. Aí, a prolactina faz com que estas células se multipliquem e que se desenvolvam novos vasos sanguíneos para alimentar a expansão deste órgão. [(10)]

Um dos principais reguladores da produção de prolactina é o estrogénio, que promove o crescimento de células produtoras de prolactina e estimula diretamente a produção de prolactina, ao mesmo tempo que suprime a dopamina [(11)].

Os estrogénios aumentam a transcrição e a secreção do gene da prolactina, o que explica o facto de os níveis de prolactina serem mais elevados nas mulheres do que nos homens. O fígado metaboliza normalmente os estrogénios; em caso de cirrose, os níveis de estrogénios são elevados porque o fígado não consegue decompô-los. A produção de prolactina é estimulada na hipófise devido ao aumento dos estrogénios [(11)].

A relação entre a prolactina e o sistema imunitário foi elucidada na última década, abrindo novos horizontes importantes no domínio da imunoendocrinologia. [12]

A hormona prolactina é produzida por numerosas células do sistema imunitário que exprimem o recetor PRL-R da prolactina. Por conseguinte, é capaz de afetar o microambiente local dos órgãos do sistema imunitário e contribuir para a maturação e a função das células do sistema imunitário. [12]

1.3 Hepatite C e hepatite autoimune (AIH)

A infeção pelo vírus da hepatite C (VHC) pode desencadear uma hepatite autoimune (AIH) numa minoria de doentes. Isto significa que **as células** do fígado são danificadas não só pelo vírus, mas também pelo próprio sistema imunitário do organismo. Os mecanismos patogénicos da hepatite autoimune ainda não são totalmente conhecidos, mas existem atualmente provas indirectas consideráveis que sugerem que: [13]

(a) Existe uma predisposição genética subjacente para a doença.

(b) Isto pode estar relacionado com vários defeitos no controlo imunológico da auto-reatividade, resultando numa perda de auto-tolerância aos auto-antigénios hepáticos.

(c) É provável que seja necessário um fator desencadeante, como uma infeção viral hepatotóxica ou uma reação idiossincrática a um medicamento ou outro agente hepatotóxico, para induzir a doença em indivíduos susceptíveis.

(d) O mecanismo efector final do dano tecidular envolve provavelmente auto-anticorpos que reagem com antigénios específicos do fígado expressos na superfície dos hepatócitos, em vez de citotoxicidade direta dos linfócitos T contra os hepatócitos.

A hepatite autoimune faz com que o corpo ataque as células do fígado como se fossem substâncias estranhas prejudiciais. Os doentes com uma combinação de VHC e hepatite autoimune podem sofrer sintomas mais debilitantes do que os doentes com VHC isolado. (13)

O diagnóstico histológico da síndrome de sobreposição é outra consideração importante. Embora nenhuma caraterística histológica isolada seja patognomónica quer para o VHC quer para a HIA, foram descritos padrões histológicos compostos distintos para cada entidade. Em geral, os doentes com AIH têm maior probabilidade de apresentar necrose e inflamação lobular grave, necrose fragmentada e grandes áreas de colapso parenquimatoso, enquanto os doentes com VHC têm maior probabilidade de apresentar lesão do trato biliar, perda do trato biliar, esteatose e folículos de células linfóides no trato portal. (14)

Outra consideração importante é o tipo de tratamento após o diagnóstico da síndrome de sobreposição HCV-IAH. As formas discordantes de tratamento da infeção pelo VHC e da HAI dificultaram a gestão médica desta síndrome de sobreposição. A administração de interferão a doentes com infeção pelo VHC complicada por caraterísticas auto-imunes levou a uma exacerbação da HIA subjacente. De facto, a normalização completa dos testes de função hepática raramente é alcançada nestes doentes. (15)

Os auto-anticorpos são uma manifestação não patogénica de reatividade imunitária que pode ocorrer na doença hepática aguda e crónica. Os auto-anticorpos são a consequência e não a causa da lesão hepática e podem ser utilizados como ferramentas de diagnóstico e não como marcadores etiológicos. (16)

Os auto-anticorpos convencionais utilizados na categorização da doença hepática são os anticorpos antinucleares, os anticorpos do músculo liso, os anticorpos do microssoma hepático/renal tipo 1, os anticorpos antimitocondriais e os anticorpos antineutrófilos citoplasmáticos perinucleares. Os títulos de auto-anticorpos variam ao longo do tempo e o seu comportamento não se correlaciona com a atividade da doença. O reconhecimento e a caraterização de novos autoanticorpos devem melhorar a precisão do diagnóstico, fornecer parâmetros de diagnóstico e elucidar os antigénios alvo para a gestão da doença hepática.

1.4 Fator de necrose tumoral (TNF)

A superfamília de citocinas do fator de necrose tumoral representa um grupo multifuncional de citocinas pró-inflamatórias que activam vias de sinalização para a sobrevivência celular, a apoptose, as respostas inflamatórias e a diferenciação celular. (17)

O TNF é produzido principalmente como uma proteína transmembranar de tipo 2 com 212 aminoácidos de comprimento, disposta em homotrímeros estáveis.

O principal papel do TNF é regular as células imunitárias. [(17)]

O fator de necrose tumoral é capaz de induzir a inflamação e inibir a tumorigénese e a replicação viral, bem como de responder à septicemia através de células produtoras de IL1 e IL6. A desregulação da produção de TNF tem sido implicada numa série de doenças humanas, como o cancro. [(17)]

As células hipofisárias exprimem receptores para o fator de necrose tumoral (TNF) e para a interleucina-1 (IL-1), que podem sinalizar as células hipofisárias para libertarem corticotropina, hormona do crescimento e citocinas como a IL-1 e o fator inibidor da migração dos macrófagos. Esta interação constitui uma ligação importante entre o sistema imunitário e o sistema neuroendócrino. Isto significa que os pituitários activados pelo TNF ou pela IL-1 poderiam libertar factores anteriormente não reconhecidos que poderiam estar envolvidos nesta sinalização entre os sistemas neuroendócrino e imunitário [((. (18))].

As citocinas pró-inflamatórias, incluindo o fator de necrose tumoral (TNF), estão envolvidas na patogénese da infeção pelo vírus da hepatite C (VHC), sugerindo que a doença hepática relacionada com o VHC envolve mecanismos imunológicos, incluindo a ativação do TNF. (18)

Estudos anteriores demonstraram que a infeção viral induz, tanto in vivo como in vitro, a produção de TNF-alfa nos hepatócitos, e indicam que a proteína X do VHB pode regular a expressão desta citocina. Estes resultados sugerem que o TNF-alfa pode desempenhar um papel importante na doença hepática humana induzida por vírus ([(19))].

1.4.a O papel do fator de necrose tumoral no cancro :

Até 20% de todos os cancros ocorrem em associação com inflamação crónica e a maioria, se não todos, os tumores sólidos contêm infiltrados inflamatórios.

As células imunitárias têm um impacto importante na iniciação, crescimento e progressão dos tumores, e muitos destes efeitos são mediados por citocinas pró-inflamatórias. Entre estas citocinas, a função pró-tumorigénica do fator de necrose tumoral (TNF) e da interleucina 6 (IL-6) está bem estabelecida. O papel do TNF e da IL-6 como reguladores-chave da inflamação associada ao tumor e da tumorigénese torna-os alvos atractivos para o tratamento adjuvante do cancro. [(20)]

Capítulo 2

Sujeitos e métodos

Sujeitos e métodos

2.1 Doentes

Este estudo transversal foi realizado no Hospital Gastrointestinal de Bagdade entre julho e setembro de 2014.

As medições foram efectuadas nos laboratórios de ensino da Cidade Médica de novembro a dezembro de 2014.

Participaram no estudo 61 doentes (47,5% homens e 52,5% mulheres), com uma idade média de 34,8 anos.

Todos os doentes tinham hepatite C crónica e estavam a receber terapêutica com interferão-alfa. Os serótipos dos doentes foram determinados por ELISA, e todos eram positivos para o ARN do VHC por reação em cadeia da polimerase.

Todos os doentes apresentavam testes de função hepática aumentados e alguns tinham uma histologia hepática anormal.

Além disso, o estudo incluiu vinte adultos aparentemente saudáveis, com idades e sexos equivalentes e considerados como controlos, que foram submetidos a um rastreio negativo para o vírus da hepatite C.

Após autorização do doente, foram colhidos dois mililitros de sangue venoso com seringas de utilização única. As amostras foram recolhidas entre as 9 e as 12 horas. O sangue foi deixado a coagular num tubo normal durante 30 a 45 minutos à temperatura ambiente.

Os soros foram obtidos por centrifugação do sangue colhido e depois armazenados em tubos normais a -20°C.

2.2 Materiais e métodos

Os testes incluíram medições séricas de dois auto-anticorpos (anticorpos anti-nucleares e anti-músculo liso), da hormona prolactina e do fator de necrose tumoral alfa.

2.2. a Anticorpos antinucleares (ANA) :

Foi medida utilizando um ensaio de imunoabsorção enzimática de fase sólida para a deteção qualitativa combinada de anticorpos IgG para oito antigénios celulares e nucleares no soro humano.

Cada poço foi revestido com snRNP recombinante U1 70 kDa, SS-B, SS-A 52 kDa, Scl 70, proteína B do centrómero, Jo-1 e snRNP/Sm, Sm e SS-A 60 kDa humanos nativos altamente purificados.

As amostras de soro diluídas 1:101 são incubadas em microplacas revestidas com o antigénio específico. Os anticorpos do doente, se presentes na amostra, ligam-se ao antigénio. A fração não ligada é lavada na etapa seguinte. A imunoglobulina anti-humana conjugada com peroxidase de rábano (conjugado) é então incubada e reage com o complexo antigénio-anticorpo das amostras nas microplacas. O conjugado não ligado é lavado na etapa seguinte. A adição do substrato TMB gera uma reação colorimétrica enzimática (azul), que é interrompida por ácido diluído (a cor muda para amarelo). A taxa de formação de cor a partir do cromogénio é uma função da quantidade de conjugado ligado ao complexo antigénio-anticorpo e é proporcional à concentração inicial dos respectivos anticorpos na amostra do doente.

O teste foi interpretado através da leitura da densidade ótica do calibrador de limiar e das amostras do doente e, em seguida, comparando a densidade ótica do doente com a densidade ótica do calibrador de limiar.

O valor da densidade ótica de cada doente pode ser expresso pelo valor do índice. O valor do índice é calculado dividindo a densidade ótica do doente pela densidade ótica limiar :

$$\text{Valor do índice} = \frac{OD(\text{amostra do doente})}{DO(\text{limiar de calibração})}$$

O kit utilizado é da marca AESKUSLIDES ANA-8S.GERMANY REF 3100

2.2. b Anticorpo anti-músculo liso (ASMA) :

A presença de ASMA é medida por testes de imunofluorescência indireta para detetar auto-anticorpos contra as fibras musculares lisas dos vasos sanguíneos dos rins e do estômago, a muscularis mucosa, a tunica musularis ventriculi e as fibrilhas contrácteis interglandulares da mucosa do estômago.

As lâminas de vidro do microscópio são cobertas com secções de tecido ou de células.

Se o soro do doente contiver anticorpos específicos, estes ligam-se durante a incubação inicial. Após a remoção do material não ligado através de passos de lavagem, os anticorpos ligados são detectados por imunoglobulinas anti-humanas conjugadas com fluoresceína durante a segunda incubação. Uma coloração fluorescente verde específica do complexo antigénio-anticorpo pode ser visualizada utilizando um microscópio de fluorescência.

O kit utilizado é da AESKUSLIDES-Rodent tissue 517.GERMANY

2.2. c A hormona prolactina

O método utilizado foi a determinação qualitativa da concentração da hormona prolactina no soro humano através de um imunoensaio enzimático em microplaca (tipo 3).

Os reagentes essenciais necessários para um ensaio de imunoabsorção enzimática incluem anticorpos de alta afinidade e especificidade (marcados e imobilizados com uma enzima), com reconhecimento de epítopos diferentes e distintos, em excesso, e antigénio nativo. Nestes procedimentos, a imobilização ocorre durante o ensaio na superfície de um poço de microplaca pela interação da estreptavina revestida no poço e o anticorpo monoclonal anti-prolactina biotinilado adicionado exogenamente.

Ao misturar o anticorpo monoclonal biotinilado, o anticorpo marcado com enzima e um soro contendo o antigénio nativo, ocorre uma reação entre o antigénio nativo e os anticorpos, sem competição ou impedimento estérico, para formar um complexo solúvel em sanduíche.

Uma vez atingido o equilíbrio, a fração ligada ao anticorpo é separada do antigénio não ligado por decantação ou aspiração. A atividade enzimática na fração ligada ao anticorpo é diretamente proporcional à concentração de antigénio nativo.

A absorvância foi lida a 450 nm. Foi gerada uma curva dose-resposta para determinar a concentração da hormona prolactina em amostras desconhecidas. A curva foi construída traçando a absorvância para cada referência de soro contra a concentração correspondente de PRL em ng/ml num papel gráfico linear.

Valores esperados para o sistema de teste Accubind PRL ELISA (em ng/ml) :

Mulheres adultas 1,2-19,5

Mulheres na menopausa 1,5-18,5

Homens adultos 1,8-17,0

O kit utilizado foi fornecido pela ACCU- BIND-ELISA Microwells (EUA).

Código do produto: 725-300

2.2. d Fator de necrose tumoral (TNF) :

O imunoensaio immunotech TNF-alfa é um produto para uso exclusivo em investigação, destinado à quantificação do fator de necrose alfa humano no plasma, soro ou sobrenadantes de cultura. Este ELISA é um imunoensaio do tipo sanduíche. As amostras e os calibradores são incubados na placa de microtítulo revestida com o primeiro anticorpo monoclonal anti-TNF alfa, na presença do segundo anticorpo monoclonal anti-TNF alfa ligado à fosfatase alcalina. Após a incubação, os poços são lavados e a atividade enzimática ligada é detectada pela adição de um substrato cromogénico. A intensidade da coloração é proporcional à concentração de TNF-alfa na amostra ou no calibrador.

Os resultados apresentados no folheto informativo foram calculados utilizando o ajuste quadrático da curva, com os valores de absorvância no eixo vertical e a concentração de TNF-alfa do calibrador no eixo horizontal (pg/ml).

O kit utilizado foi fornecido pela Immunotech SAS, França.

REF IM1121.ISO 9001/13485

2.3 Análise estatística

Foi utilizado um resumo descritivo para apresentar a média e o erro padrão da média de ANA, prolactina, TNF e número com percentagens para mostrar a distribuição de dados categóricos em doentes com ASMA e controlos.

O teste t de Student foi utilizado para comparar a diferença nos níveis de prolactina, ANA e TNF entre os doentes e os controlos. O teste do qui-quadrado foi utilizado para mostrar a relação entre os grupos ASMA, doentes e controlos.

O teste de correlação foi utilizado para descrever a relação entre a hormona prolactina e o TNF.

Um teste estatístico foi considerado significativo quando foi detectada uma probabilidade igual ou inferior a 0,05.

O programa utilizado para as estatísticas foi a versão SPSS.

Capítulo 3

Os resultados

Resultados

Foram incluídos no estudo 61 doentes com hepatite C crónica, com uma média de idade de 35,86+13,42 DP e uma mediana de 34,8 anos (intervalo 11-60 anos).

O estudo produziu os seguintes resultados, resumidos nos quadros e figuras seguintes:

3.1 Valores séricos médios de ANA, prolactina e TNF-alfa nos dois grupos de estudo.

Os resultados mostraram que os valores médios da hormona prolactina (ng/ml) para doentes e controlos eram 12,5468 e 11,5961, respetivamente. Isto significa que os valores médios da hormona prolactina eram ligeiramente mais elevados nos doentes infectados com o vírus da hepatite C crónica do que nos controlos, mas este aumento não era estatisticamente significativo. O valor de P foi de (0,33), como se pode ver na Tabela 3.1.

Tabela 3.1 Média e erro padrão dos valores médios de prolactina sérica para doentes e controlos.

Parâmetros	**Doentes**		**Controlos**		
	Valor médio	**Erro Std. Média**	**Valor médio**	**Erro Std. Média**	**Valor P**
Prolactina	12.5468	2.90023	11.5961	2.71889	0.33

Os valores médios dos anticorpos antinucleares nos doentes com hepatite C crónica foram (0,2372) e nos controlos (0,1177). Os valores médios dos anticorpos antinucleares nos doentes com hepatite C crónica foram apenas ligeiramente superiores aos dos grupos de controlo, e o valor de P foi considerado estatisticamente insignificante (0,218), tabela 3.2.

Tabela 3.2 Valores médios e erro padrão dos valores médios de anticorpos antinucleares para doentes e controlos.

Parâmetros	Doentes		Controlos		
ANA	**Valor médio**	**Erro std. médio**	**Valor médio**	**Erro std. médio**	**Valor P**
	0.2372	0.1177	0.2080	0.02006	0.218

O estudo mostrou que os valores médios do fator de necrose tumoral alfa (pg/ml) nos doentes com infeção crónica por hepatite C eram de 65,5734 em comparação com os dos controlos (41,5197), o que significa que os doentes com infeção crónica por hepatite C tinham níveis significativamente mais elevados de fator de necrose tumoral alfa do que os controlos. Os valores de p foram considerados significativos (0,02), como mostra a Tabela 3.3.

Tabela 3.3 Média e erro padrão da média do fator de necrose tumoral alfa em doentes e controlos.

Parâmetros	Doentes		Controlos		
TNF	**Valor médio**	**Erro std. médio**	**Valor médio**	**Erro std. médio**	**Valor P**
	65.5734	7.03623	41.5197	1.86303	0.02

3.2 Deteção de anticorpos anti-músculo liso em ambos os grupos de estudo

A percentagem de doentes ASMA-positivos foi de 65,57% em comparação com os controlos que não detectaram ASMA, enquanto a percentagem de doentes ASMAnegativos foi de 34,43% em comparação com os controlos que apresentaram todos resultados negativos para ASMA.

Isto significa que o anticorpo anti-músculo liso aparece significativamente nos doentes com infeção crónica pelo vírus da hepatite C (40 doentes com ASMA positivo e 21 doentes com ASMA negativo), em comparação com os controlos (zero com ASMA e 20 com ASMA negativo).

O valor de P foi considerado significativo (0,03), como mostra a Tabela 3.4.

Tabela 3.4 Valores percentuais para anticorpos anti-músculo liso em doentes e controlos.

Parâmetros	Doentes		Controlos	
	Não.	%	Não.	%
ASMA +ve	40	65.57	zero	0
ASMA -ve	21	34.43	20	100
P-valor=0,03				
Df=1	**Qui-quadrado das peras=9,295**			

3.3 Comparação dos valores séricos médios da hormona Prolactina, ANA, TNF-alfa em doentes com hepatite C crónica de ambos os sexos e percentagem de ASMA em doentes com hepatite C de ambos os sexos.

Os valores médios da hormona prolactina nos homens com infeção crónica pelo vírus da hepatite C foram de 13,8589 ng/ml, enquanto as mulheres apresentaram valores de prolactina de 11,3142 ng/ml. Isto significa que a hormona prolactina era mais elevada nos homens com infeção crónica pelo vírus da hepatite C do que nas mulheres, mas as diferenças na hormona prolactina entre homens e mulheres foram consideradas estatisticamente insignificantes, uma vez que o valor de P foi de 0,493.

Tabela 3.5 Comparação dos valores médios e do erro padrão dos valores médios

de prolactina sérica em doentes com hepatite C de ambos os sexos.

Parâmetros	Tipo	Não.	Valor médio	Erro std. médio	Valor P
Prolactina	**Homens**	29	13.8589	4.51019	0.493
	Mulher	32	11.3142	3.75545	

O estudo mostrou que os valores médios dos anticorpos antinucleares das mulheres com hepatite C crónica aumentaram apenas ligeiramente em comparação com os dos homens. Os valores médios da hormona prolactina nos doentes do sexo feminino foram de 0,2416, enquanto os valores médios da hepatite C crónica nos doentes do sexo masculino foram de 0,2324. As diferenças nos valores médios de anticorpos antinucleares entre homens e mulheres não foram estatisticamente significativas, com um valor de P não significativo (0,701), como se pode ver na Tabela 3.6.

Tabela 3.6 Comparação dos valores médios e do erro padrão dos valores médios dos anticorpos antinucleares em doentes com hepatite C de ambos os sexos.

Parâmetros	Tipo	Não.	Valor médio	Erro std. médio	Valor P
ANA	**Homens**	29	0.2324	0.01502	0.701
	Mulher	32	0.2416	0.01803	

O estudo mostrou que os valores médios do fator de necrose tumoral alfa nas mulheres infectadas com o vírus da hepatite C crónica eram de 79,7461, enquanto os valores médios do fator de necrose tumoral alfa nos homens infectados com o vírus da hepatite C crónica eram de 49,9347. Este aumento dos valores médios do fator de necrose tumoral alfa nas mulheres em comparação com os homens foi estatisticamente significativo. Os valores de ? foram (0,02), como mostra a Tabela 3.7.

Tabela 3.7 Comparação dos valores médios e do erro padrão dos valores médios de TNF-alfa em doentes com hepatite C de ambos os sexos.

Parâmetros	**Tipo**	**Não.**	**Valor médio**	**Erro std. médio**	**Valor P**
TNF	**Homens**	29	49.9347	3.89521	0.02
	Mulher	32	79.7461	12.51454	

A percentagem de testes positivos para anticorpos anti-músculo liso em doentes do sexo feminino com infeção crónica por hepatite C foi de 44,8%, enquanto que a percentagem de testes positivos para anticorpos anti-músculo liso em doentes do sexo masculino foi de 25%, o que significa que havia mais doentes do sexo feminino com testes positivos para anticorpos anti-músculo liso do que doentes do sexo masculino.Por outro lado, a percentagem de doentes do sexo feminino com testes negativos para anticorpos anti-músculo liso foi de 55,2%, enquanto que a dos doentes do sexo masculino foi de 75%, o que significa que a percentagem de testes negativos foi maior nos doentes do sexo masculino com infeção crónica pelo vírus da hepatite C. O valor de P foi considerado insignificante (0,104).Tabela 3.8

Tabela 3.8 Comparação do valor percentual de ASMA em doentes com VHC de ambos os sexos.

Parâmetros	**Mulher**		**Homens**		**Valor P**
	Não.	**%**	**Não.**	**%**	
ASMA+ve	13	44.8	8	25	0.104
ASMA -ve	16	55.2	24	75	

O estudo mostrou a percentagem de ASMA no vírus da hepatite C crónica de acordo com os diferentes grupos etários.

Uma percentagem mais elevada (27,87%) foi identificada em doentes no grupo etário (31-40), enquanto a percentagem mais baixa de ASMA (16,39%) foi identificada em doentes no grupo etário (41-50).

A percentagem de ASMA em doentes com menos de 20 anos foi de 16,39%, enquanto a percentagem de ASMA em doentes com 21-30 anos foi de 21,31%. A percentagem de ASMA em doentes com idades compreendidas entre os 41 e os 50 anos foi de 14,75%, enquanto a percentagem de ASMA em doentes com 51 anos ou mais foi de 19,67%, como se pode ver na Figura 3.1.

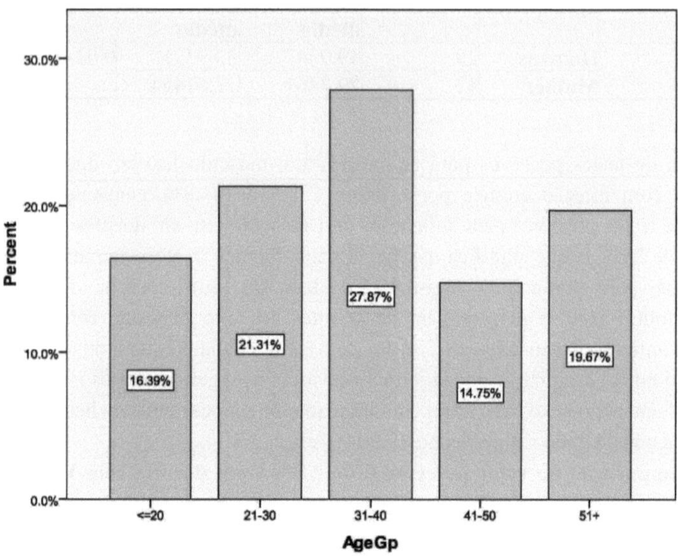

Figura 3.1 Diferenças na percentagem de ASMA em doentes com VHC em diferentes grupos etários.

Os valores médios mais elevados (53,2021) de TNF-alfa em doentes com VHC situavam-se no grupo etário (31-40), enquanto os valores mais baixos (43,1044) se situavam no grupo etário (<=20).

Os valores médios de TNF-alfa em doentes com VHC com idades compreendidas entre os 21 e os 30 anos foram de 49,3942, enquanto o valor médio de TNF em doentes com VHC com idades compreendidas entre os 41 e os 50 anos foi de 50,3819. A figura também mostra que o valor médio para os doentes com HCV com 51 anos ou mais foi de (52,2012), como se pode ver na Figura 3.2.

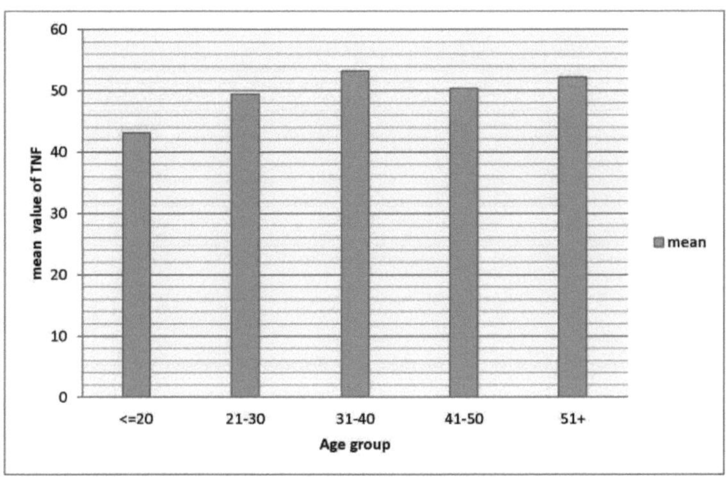

Figura 3.2 Valores médios de TNF-alfa em doentes com VHC em diferentes grupos etários.

3.4 A correlação entre a hormona prolactina e o fator de necrose tumoral alfa no vírus da hepatite C crónica.

O estudo não revelou uma correlação estatisticamente significativa entre a hormona prolactina e o fator de necrose tumoral alfa. A correlação de Pearson para a prolactina foi de (1) e para o fator de necrose tumoral alfa foi de (0,002).

Capítulo 4

Discussão

DISCUSSÃO

Os resultados deste estudo mostraram que a infeção crónica pelo vírus da hepatite C pode estar associada a uma anomalia imunológica, representada principalmente por auto-anticorpos séricos, em particular anticorpos anti-músculo liso.

Estudos anteriores concluíram que o vírus da hepatite C crónica poderia estar associado a anomalias imunológicas representadas principalmente por anticorpos séricos anti-tecidos, sobretudo ASMA. [21]

Este resultado está de acordo com o estudo de Marino, que relata uma série de observações que associam a infeção crónica pelo vírus da hepatite C ao desenvolvimento de doenças auto-imunes. Segundo ele, embora o tratamento da infeção pelo VHC seja um fator de confusão, uma quantidade considerável de dados experimentais indica que o VHC é capaz de subverter o sistema imunitário e, consequentemente, induzir a autoimunidade. [22]

As teorias actuais sobre o mecanismo da autoimunidade induzida por vírus dividem-se em três categorias, que não são mutuamente exclusivas: [23]

a. Modificação do autoantigénio.
B. perturbação do mecanismo imunitário do hospedeiro envolvido no controlo da auto-reatividade; e

C. mimetismo molecular.

Este resultado está de acordo com o estudo de Clifford, que examinou a presença de marcadores auto-imunes no soro de doentes com hepatite C crónica, incluindo anticorpos anti-músculo liso. O seu estudo mostrou que o tratamento com interferão alfa (IFN-alfa) exacerba a hepatite autoimune, enquanto os corticosteróides aumentam a replicação viral na hepatite C [crónica].

A patogénese da hepatite autoimune induzida por medicamentos não é clara. No entanto, é provável que os hepatócitos, devido à sua capacidade de metabolizar os fármacos, possam formar aductos fármaco-proteicos que podem ser imunogénicos. Estes antigénios recém-formados podem, por sua vez, provocar respostas proliferativas dos linfócitos citotóxicos CD4+ e CD8+ e das células assassinas naturais. As enzimas que metabolizam os medicamentos (P450; CYP) são alvos prováveis para a formação de neoantigénios. Além disso, os fármacos podem interagir com os receptores das células T para induzir uma resposta imunitária sem formar aductos proteicos celulares. (24)

Parece existir uma predisposição genética para a hepatite autoimune induzida por medicamentos, que pode ser a mesma predisposição genética da hepatite autoimune idiopática. De facto, em alguns casos, a lesão hepática induzida por medicamentos parece desencadear a hepatite autoimune, e os medicamentos podem ser uma das caraterísticas ambientais subjacentes ao desenvolvimento desta síndrome em doentes predispostos. (24)

O estudo mostrou um aumento dos auto-anticorpos principalmente nas mulheres, com uma maior predominância de ASMA no grupo de meia-idade.

Embora ainda não se saiba exatamente porque é que as doenças auto-imunes são mais comuns nas mulheres, algumas teorias implicam : ((25))

1. Diferenças de género na imunidade. Alguns investigadores acreditam que as mulheres correm um maior risco de desenvolver doenças auto-imunes porque os seus sistemas imunitários tendem a ser mais sofisticados do que os dos homens. As mulheres têm naturalmente respostas inflamatórias mais fortes do que os homens quando os seus sistemas imunitários são desafiados, e a inflamação desempenha um papel fundamental em muitas doenças auto-imunes.

2. Hormonas sexuais. Muitas doenças auto-imunes tendem a melhorar e a piorar com as flutuações das hormonas femininas (por exemplo, durante a gravidez, com o ciclo menstrual ou quando se usa contraceptivos orais), indicando que as hormonas sexuais desempenham provavelmente um papel em muitas doenças auto-imunes.

3. Suscetibilidade genética.

4. Antecedentes de gravidez. Existem provas de que as células fetais podem permanecer em circulação no corpo da mulher durante anos após a gravidez e que estas células fetais podem estar envolvidas no desenvolvimento ou agravamento de determinadas doenças auto-imunes.

O estudo mostrou um aumento estatisticamente não significativo do valor médio da concentração de prolactina nos doentes com VHC em comparação com os controlos.

Estes resultados estão em contradição com os do estudo ISHII, que revelou um aumento estatisticamente significativo das concentrações séricas de prolactina nos indivíduos infectados pelo VHC em comparação com os controlos. O autor afirma que a prolactina não é apenas uma hormona hipofisária, mas também uma hormona imunoreguladora segregada pelos linfócitos ((26)).

A prolactina tem também uma função trófica na proliferação de linfócitos. As células do sistema imunitário possuem receptores de membrana externa para a prolactina. Além disso, os linfócitos são capazes de produzir e segregar prolactina (26,27).

O estudo também discorda do estudo de Abed-rabou que encontrou níveis mais elevados de concentração de prolactina nos níveis séricos de doentes com VHC, independentemente do sexo (28).

Neste estudo, verificou-se um aumento estatisticamente não significativo do nível médio desta hormona nos doentes com VHC do sexo masculino em comparação com o sexo feminino.

Este resultado discorda de Kici e Ishii que encontraram um aumento estatisticamente significativo no valor médio de TNF em doentes com VHC em comparação com o grupo de controlo.
O estudo está em conformidade com o de Esther, que mostrou que a infeção pelo VHC está associada a um nível sérico elevado de TNF alfa (30).
A infeção pelo VHC aumenta a morte celular induzida pelo TNF-a-, suprimindo a ativação DO NF-κB através da ação do núcleo, NS4B e NS5B. Este mecanismo pode contribuir para a lesão hepática imunomediada na infeção pelo VHC. (31)
O estudo mostrou também um aumento estatisticamente significativo do valor médio do TNF nas mulheres, em particular nos grupos de meia-idade, e um aumento significativo da concentração desta hormona nos homens com VHC.
(26,29) Estudos recentes sugerem que a prolactina é importante tanto para o crescimento normal do fígado como para a sua regeneração após a remoção de parte do mesmo, sendo que o excesso de prolactina estimula os mecanismos de reparação. O aumento dos níveis de prolactina poderia, portanto, ser uma forma de melhorar a regeneração quando o fígado está danificado ou doente por vírus, ou após uma cirurgia. (10)

O estudo mostrou uma correlação não significativa entre a hormona prolactina e o fator de necrose tumoral alfa em doentes com hepatite C crónica.
Este resultado está em desacordo com o estudo de Tang que mostrou que a exposição

à hormona prolactina em cultura aumentou a libertação de TNF-a por monócitos CD14 (+) (32).

Capítulo 5

Conclusões e recomendações

Conclusões

O estudo concluiu que

1. A infeção pelo vírus da hepatite C pode estar associada a uma anomalia imunológica, representada principalmente por auto-anticorpos séricos, em particular anticorpos anti-músculo liso.

2. As citocinas pró-inflamatórias, incluindo o fator de necrose tumoral alfa, aumentam na infeção crónica pelo vírus da hepatite C, o que sugere que a doença hepática relacionada com o VHC envolve mecanismos imunológicos, incluindo a ativação do TNF. O estudo revelou igualmente um aumento não significativo da hormona prolactina nos doentes com hepatite C crónica.

3. O estudo não mostrou uma correlação significativa entre a hormona prolactina e o TNF-alfa em doentes com hepatite C crónica.

Recomendações

1. Outros estudos envolvendo um maior número de pacientes e um período de acompanhamento mais longo.

2. Seria útil que todos os doentes com hepatite C fossem submetidos a um rastreio hormonal de base antes e depois de iniciarem a terapêutica com interferão.

3. A relação causal entre a infeção pelo VHC e a doença hepática deve ser estabelecida através do estudo de outros marcadores imunológicos, como as interleucinas e outros auto-anticorpos.

4. Investigação do papel do TNF como regulador principal da inflamação associada a tumores e da tumorigénese em doentes com VHC.

5. Serão necessários estudos futuros para investigar o papel dos agentes anti-TNF como opção terapêutica em casos de hepatite autoimune de difícil tratamento.

Capítulo 6

Referências

Referências

1. Arie J. Zuckerman, Jangu E., Barry D. In Principle & Practice of Clinical Virologyxth edition 2009 Capítulo 1 Abordagem diagnóstica: 1-6 Capítulo 2 Transmissão viral: infeção transmitida pelo sangue: 23-.
2. Capítulo 12 Vírus da hepatite: 274-276.

3. Kim CW, Chang KM. Vírus da hepatite C: Virologia e ciclo de vida Jornal de Hepatologia.2013; 19(1):17-25.

4. Stambouli O.In Vírus da hepatite C: vias moleculares e tratamento.2014. Introdução: 3-5/ Sintomas da hepatite C: 18-20/ Transmissão da hepatite C: 18-21.

5. Aslok, Gunaratnam. Management of hepatitits C.Journal of Hepatology 30 dez.2003; 26(3):48-56.

6. Schuppan D., Afdhal N. Cirrose hepática.Journal of The Lancet 2008:317(9615):838- 851.

7. Maxine A., Stephani j. In Current medical diagnosis and treatment 2014 fifty-third edition. Editores associados Michael W.Rabow.Mc Graw Hill education .chapter 16:978.

8. Samuel J., Hugha A.,Sidney N.Alterações das hormonas sexuais associadas à doença hepática. Journal of Endocrinology.2013; 27(5):749-753.

9. Freeman K, Lerant A. Prolactin: structure, function and regulation Journal of Physiology. 2000; 80 (4):1523-1631.

10. Ignacaka A., Kasztelnik M.,Sliwa T.Prolactin-not only lactotrophin-a new (view) of the (old) hormone. Journal of physiology and pharmacology 2012; 63(5):435-443.

11. CarmenC, Moreno B, Maite G. A prolactina promove o crescimento, a sobrevivência e a regeneração normais do fígado em roedores. Sociedade Americana de Fisiologia 2012; 10:1152.

12. Feysot B.,Goffin V.,Endery M.Prolactin (PRL) and its receptors:actions,signal transduction pathways &phenotypes observed in the PRL recetor Knockout mouse.Journal of Endocrionlogy .1998 ;19(3):255-68.

13. De Bellis A.,Bizzarro A.,Pivonello R.Prolactin and autoimmunity Journal of Pituitary 2005; 8(1):25-30.

14. Macfarlae I.G. Hepatite autoimune e infeção viral.
15. Journal of Biomedicine and pharmacotherapy.1999; 35(5): 255-263.

16. Nancy B., Swan V, Fenton S. Hepatite autoimune e infeção por HCV. Journal of hepatology.1992 ; 15(4) :572-577.

17. Clifford BD, Donahue D, Smith L. Elevada prevalência de marcadores serológicos de autoimunidade em doentes com hepatite C crónica.
18. Journal of Hepatology 1995; 21(3):613.

19. MarilynV,Hirschfield. Autoanticorpos e doença hepática.Journal of Gastroenterology .2010; 24(4):255-231.

20. Idriss H.,Naismith J.TNF alpha and the TNF recetor superfamily: structurefunction and relationships.Microscopy research technique.2000;50(3):5184-195 .

21. Wang H, Vischnubnkat JM, Bloom O. As citocinas pró-inflamatórias estimulam a libertação da proteína 1 do grupo de alta mobilidade da glândula pituitária.
22. Surgery.1999;126(2):389-92.

23. Vassalli P. Induction of tumour necrosis fator alpha production by human hepatocytes in chronic viral hepatitis. Journal of Medicine. 1994 ; 179(3) : 841-848.

24. Karin M.In Inflammatory cytokines in cancer: TNF and IL6 take the stage Rheumatology disease 2011;108(10): 1136.

25. Pawlotsky JM, Ben yahia M., André C. Distúrbios imunológicos no vírus da hepatite C crónica ativa: um estudo prospetivo de caso-controlo.
26. Journal of Hepatology.1994; 19(4):841-8.

27. Marino P.,Gino I.,Daniele A.Hepatitis C virus infection and autoimmune diseases.International journal of general medicine.2012 ;26(5) : 903-907.

28. Shantha S,Thyagarajan SP,Premavathy RK.Correlação da reatividade autoimune com a infeção pelos vírus da hepatite C e da hepatite B (VHB e VHC) na doença hepática crónica comprovada histologicamente.

29. Indian journal of medical microbiology .2002 ; 20(1):12-15.

30. Goldstein G, Lam K, Mistilis S.Website:Liver Tox.Clinical and Research information on drug induced liver injury.2014(accessed DEC 2014).

31. www.everydayhealth.com/autoimmuneMcCoy K. Autoimmune disorders.Available at: disorders. (accessed December 2014).

32. 2 6.Ishii R,Saito T,Shaol,et al. Níveis séricos de prolactina e expressão do mRNA da prolactina em células mononucleares do sangue periférico na infeção pelo vírus da hepatite C.Journal of medical virology.2013;85(7):1199-1205.

33. Leanos MA,Quintal AMG,GerveraCH.Prolactina como imunomodulador. Rev.Alerg mex 1997; 44 (50):116-23.

34. Abd-Rabou AA,Eskandar EF,Yahyaa SM et al.The Impact of Pegylated-Interferon-a plus Ribavirin on Prolactinemia and Testosteronemia among Hepatitis C-Genotype 4a Patients.Journal of Biochemistry2014;1(1):25-36.

35. Kiciak S, Fota MH, Borowiez: concentração de prolactina no soro de doentes do sexo masculino com hepatite C. Journal of Med.2002;57(2):210-6.

36. Eshther L,Garica N.,Qian C.Tumor necrosis fator a gene expression and the response to interferone therapy in chronic hepatitis C.Journal of Hepatology1996; 23(2):210-217.

37. Park J, Kang W, Ryu SW.Hepatitis C virus infection enhances TNFa-induced cell death via suppression of NF-Kb.Journal of Hepatology. 2012; 56(3):831-40.

38. Tang C, Li Y, Lin X. A prolactina aumenta a expressão do fator de necrose

tumoral alfa em monócitos CD14 periféricos. 2014; 290 (1): 164-8.

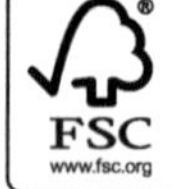

MIX
Papier aus verantwortungsvollen Quellen
Paper from responsible sources
FSC® C105338

Printed by Books on Demand GmbH, Norderstedt / Germany